AF401735

Extrait du Caducée *des 15 janvier et 15 février 1917*

SURDITÉ DE GUERRE

RÉÉDUCATION DE L'OUÏE

Par M. le Dr BERRUYER

Médecin-major de 2e classe,
chef du Centre oto-rhino-laryngologique de Fontainebleau.

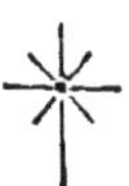

PARIS

IMPRIMERIE TYPOGRAPHIQUE R. TANCRÈDE

15, rue de Verneuil, 15

1917

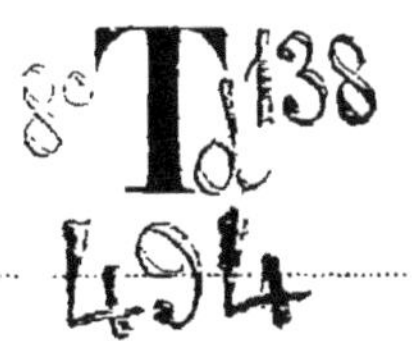

SURDITÉ DE GUERRE

RÉÉDUCATION DE L'OUÏE

—

Les mutilés de l'ouïe sont, à tous égards, aussi dignes d'intérêt que les autres. Non seulement leur infirmité les met dans l'impossibilité d'exercer leur profession, mais encore elle les rend complètement étrangers au monde extérieur. Aussi la rééducation des sourds préoccupe-t-elle, à juste titre, tous les spécialistes qui soignent depuis près de trente mois les blessés de l'oreille.

Il nous a paru intéressant de rechercher la fréquence des surdités labyrinthiques, de condenser, dans un travail d'ensemble, les opinions de nos maîtres et de nos collègues sur la question et les différentes méthodes de rééducation de l'oreille mises en œuvre.

Pour étayer notre étude sur des bases solides et pour donner plus de poids aux conclusions auxquelles nous aboutirons, nous avons fait une enquête auprès de tous les chefs de Centres oto-rhino-laryngologiques. Nous leur avons demandé leur opinion personnelle sur la question et nous les avons priés de vouloir bien répondre au questionnaire ci-joint :

1° Fréquence des surdités labyrinthiques :
Unilatérales ;
Bilatérales ;
Avec lésions du tympan ;
Sans   »   »   »

2° Mode de traitement employé sous votre direction :
Appareils à bruit ;
Lecture sur les lèvres.

3° Nombre de malades traités.

4° Résultats :
Guérison
Amélioration importante
Amélioration légère
Résultat nul.

5° Au point de vue militaire :
Nombre de malades récupérés pour le service armé.
Nombre de malades versés dans le service auxiliaire.
Nombre de malades réformés.

Tous ou presque tous ont répondu avec empressement à notre demande et ont bien voulu nous fournir des renseignements intéressants en même temps qu'ils nous faisaient part de leur opinion personnelle sur la question. Nous tenons à leur exprimer notre vive reconnaissance.

C'est donc le résultat de cette enquête que nous publions.

I. — SURDITÉ DE GUERRE.

Cette question de la surdité de guerre a fait déjà l'objet de plusieurs travaux.

Les documents nous manquent pour faire une bibliographie complète. Nous nous contenterons de signaler : la thèse de Canuyt (1), les articles de Got (2), de Lermoyez (3), de Lannois et Chavanne (4), de Moure et Pietri (5), de Molinié (6), de Gault (7), de Grivot et Rigaud (8), etc...

Il est indispensable, tout d'abord, de s'entendre sur le mot *surdité*. Nombreux, en effet, sont les sujets qui, à la suite d'explosions, d'éboulements, d'exposition prolongée aux détonations violentes, de perforations tympaniques, présentent une diminution notable de l'audition. Ces hypo-acousiques momentanés ou durables qui conservent une audition suffisante pour le

------

(1) Canuyt. — Thèse de Bordeaux 1915. « Considérations cliniques sur l'oto-rhino-laryngologie en temps de guerre. »

(2) Got. — *Gaz. hebd. des sciences méd. de Bordeaux.* 4 juillet 1915; *Rev. hebd. de laryngologie*, 15 janv. 1916.

(3) Lermoyez. — *Presse méd.*, 25 fév. 1915.

(4) Lannois et Chavanne. — *Lyon méd.*, février 1916.

(5) Moure et Pietri. — « L'organe de l'audition pendant la guerre » (*Arch. de méd. et de pharm. milit.*, juin-août 1916).

(6) Molinié. — Réflexes oculaires d'origine auditive (*Rev. de laryngol.*, *d'otol.*, sept. 1916).

(7) Gault. — Notes sur l'utilisation du réflexe cochléo-orbitaire pour la surdité (*Presse méd.*, sept. 1916).

(8) Grivot et Rigaud. — Nouvelle méthode d'examen de l'appareil vestibulaire (*Paris méd.*, 4 nov. 1916).

service armé, ainsi qu'elle a été précisée
par la récente instruction ministérielle :
(voix basse entendue à 0 m. 50 ; voix haute
entendue à 4 mètres), nous les éliminons
de notre étude parce qu'ils ne sont pas
justiciables de la rééducation. Nous ne
voulons envisager que la véritable anacousie, la perte complète ou presque complète de l'audition d'un seul ou de deux
côtés. C'est précisément peut-être parce
que la démarcation entre les hypo-acousiques et les anacousiques n'a pas été suffisamment précisée — c'est sans doute aussi
en raison de ce fait que les auteurs ont
observé les uns des surdités au début,
peu de temps après le traumatisme, sans
pouvoir suivre leurs malades assez longtemps, les autres, les surdités définitives
et incurables, que les statistiques sont, à
première vue, très différentes — et les résultats thérapeutiques publiés, varia-
bles.

Etiologie. — La surdité labyrinthique
peut être provoquée soit par l'éclatement
d'un obus à courte distance du pavillon,
deux ou trois mètres, soit par le choc direct d'un corps vulnérant sur le crâne, au
voisinage de l'oreille, soit par suite d'une
projection violente au moment d'une ex-
plosion avec ou sans fracture du rocher.
Les fractures de la mastoïde par balle ou
éclat d'obus s'accompagnent fréquemment
de surdité grave. Un autre mécanisme in-
voqué est le « vent des obus », détermi-
nant des troubles organiques au niveau
du labyrinthe.

Fréquence. — Dans l'estimation de la fréquence des surdités labyrinthiques, les opinions sont assez dissemblables. Pour certains auteurs, on les rencontre assez souvent.

« Contrairement à quelques-uns de mes camarades, répond à cette question le Dr **Lubet-Barbon**, je crois que les surdités labyrinthiques sont graves, et je n'en ai pas vu s'améliorant nettement. Leur pourcentage serait le suivant :

```
Surdités uni-latérales......  22 °/₀
    —      bilatérales........  11  »
Avec lésions tympaniques..  22  »
Sans    —        —     ..  11  »
```

« Sur un total de 271 malades examinés du 1er mars au 1er décembre 1916, dit le Dr **Robert Foy**, chargé du service de rééducation de la 10e Région, nous avons trouvé :

```
Simulateurs ou exagérateurs...   93
Sourds divers................  178
        Se décomposant :
Surdités totales ou presque avec lésions de
l'oreille interne :
    Unilatérales...  12   soit..  4.4 °/₀
    Bilatérales....  49   soit..  18  »
    Surdités psychopathiques pures
    (inhibition)................   30
    Surdités partielles diverses, sans
        lésions graves de l'oreille in-
        terne....................   87
```

A la 13e Région où les malades examinés furent très nombreux, le Dr **Chabert**, chargé de la rééducation, me donne les chiffres suivants, du 1ᵉʳ janvier 1916 au 1ᵉʳ décembre :

Surdités labyrinthiques unilatérales.	24
Surdités labyrinthiques bilatérales.	57
Surdités avec lésions du tympan.	51
Surdités sans lésions du tympan	30

15 à 20 % des surdités s'accompagnent de modifications des épreuves labyrinthiques.

80 % sont des commotions auriculaires sans lésions constatables du labyrinthe.

A l'opposé de l'opinion ci-dessus constatant que la surdité est relativement fréquente (20 % à 12 %), je citerai celle de MM. Brindel, Gault, Lannois, Philip, qui estiment, au contraire, qu'elle est rare.

« Les surdités labyrinthiques complètes (Gault) me paraissent extrêmement rares. Beaucoup plus fréquentes sont les surdités corticales fonctionnelles par inhibition, curables, surtout quand elles sont soignées au début. »

« Depuis dix-huit mois que je suis à la tête de la VIIᵉ Région, je n'ai pas encore proposé pour la réforme n° 1, un seul cas de surdité de guerre (Brindel). Sur 4720 malades, 340 étaient des traumatisés de l'oreille : 56 avaient des ruptures traumatiques des tympans, 84 des suppurations auriculaires de même origine, soit 140 blessés qui tous ont guéri intégralement. Restent 200 traumatisés, qui se décomposent ainsi :

a) Simulateurs conscients............. 12
b) — inconscients (surdité psychique) 48
c) Commotion labyrinthi- { unilatérale . 118
que............... { bilatérale .. 10
d) Surdité hystéro-traumatique totale.. 2
e) Surdi-mutité de même nature...... 10

« Sur 4500 malades examinés au centre de la IV° Région (Philip), on compte seulement :

Surdités labyrinthiques complètes...... 22
  1° Unilatérales..................... 12
  2° Bilatérales..................... 10

« La surdité de guerre liée à une commotion est rare, environ 1 cas sur 200 malades. »

Le 2 février 1916, MM. Lannois et Chavanne dans l'article intitulé « Pronostic des surdités de guerre » arrivent aux conclusions suivantes qui portent sur 1000 cas.

« En l'absence de traumatisme direct, la commotion labyrinthique entraîne rarement la surdité : sur 645 cas de commotion labyrinthique avec ou sans rupture tympanique, nous n'avons eu que 2 % de surdité bilatérale définitive ». Et récemment encore, ces mêmes auteurs (1) déclarent que leur manière de voir n'a pas varié.

____

(1) Lannois et Chavanne. — « Surdité de guerre bilatérale totale. Rééducation » (Soc. méd.-chir. milit. de la 14e Région).

Ainsi donc, suivant les auteurs, la surdité labyrinthique varierait entre : 22 %, 18 % et 2 %. Personnellement, soit au centre de la 5ᵉ région, soit à Fontainebleau où nous avons eu l'occasion d'examiner à ce point de vue plus de 1000 blessés venant soit directement du front, soit des ambulances de la zòne des armées, nous estimons que la surdité labyrinthique bilatérale définitive est extrêmement rare. C'est à peine si on la rencontre dans la proportion de 3 à 4 % des commotionnés, ou des hommes atteints de perforation traumatique du tympan. Très fréquents sont au contraire les sujets atteints de diminution très marquée de l'ouïe chez lesquels le repos, joint à un traitement général, amène la récupération de l'audition à un taux suffisant pour le service armé (voix basse entendue à 0ᵐ, 50.)

Quelques auteurs se sont préoccupés de la fréquence de ces labyrinthites par rapport à l'état anatomique antérieur des oreilles et, du fait que souvent la commotion ne s'accompagne d'aucune lésion objective du tympan, ils inclinent à penser (Got, Lermoyez) que les malades partis avec des oreilles saines sont plus souvent touchés dans leur labyrinthe que ceux partis avec des oreilles tarées.

Sur 283 labyrinthites, Got donne :

a) Labyrinthites traumatiques sans lésions objectives de l'oreille moyenne 144, soit 50,88 % ;

b) Labyrinthites traumatiques avec tares de l'oreille moyenne ayant pris naissance

en même temps que la commotion 74,
soit 26,14 °/o;
c) Labyrinthites traumatiques avec tares de
l'oreille moyenne antérieures à la guerre,
65, soit 22,96 °/o.

MM. Lannois et Chavanne donnent les
chiffres suivants, sur 1000 observations.

A) Surdité de guerre chez des sujets ayant
des lésions auriculaires en évolution :
a) Otite moyenne purulente chronique 189 cas
b) Sclérose de l'oreille moyenne...... 133 cas
B) Surdité de guerre chez des sujets ayant
leur appareil auditif sain :
a) Commotion labyrinthique pure.. 262 cas
b) — avec rupture tympa-
nique simple...... 82 »
c) — avec rupture tympa-
nique et otorrhée.. 301 »

Il est difficile, à notre avis de trancher
cette question.

Anatomie pathologique. — Sur ce sujet,
nous en sommes réduits aux hypothèses.
Les formes légères correspondent vrai-
semblablement à un ébranlement des organes de l'oreille interne, par le déplacement brusque de l'endolymphe et de la
périlymphe.

Les formes graves, au contraire, doivent
avoir pour substratum anatomique des
hémorragies dans la cochlée et le vesti-
bule. Il est probable, par analogie avec ce
qu'il est possible de constater au niveau
de l'œil, qu'il se produit des décollements,
des déchirures, au niveau de la membrane
de Corti, et une dilacération des extrémi-

tés du nerf auditif. Ces lésions correspondent à celles que l'on observe chez les individus exposés aux violents et brusques changements de pression atmosphérique (1).

« Sans contester la possibilité de ces lésions (encore qu'à notre connaissance elles n'aient reçu aucune confirmation anatomique), écrit M. Molinié (2), nous pensons, d'après notre expérience personnelle, qu'elles doivent être d'une exceptionnelle rareté... En effet, les troubles intenses de l'audition, désignés sous le vocable de commotion labyrinthique, s'observent presque exclusivement chez les blessés légers. Par contre, ce genre de surdité est inexistant chez les grands blessés qui, cependant, ont subi au maximum et sous toutes leurs formes les effets commotionnels des projectiles : ébranlement sonore, déplacement d'air, projection, ensevelissement, etc. »

Nous avons pratiqué sur des commotionnés, systématiquement, la ponction lombaire, en vue de faire disparaître la céphalée et les bourdonnements, mais aussi dans l'espoir que l'analyse ou liquide céphalo-rachidien nous révélerait l'existence d'extravasations sanguines, révélatrices de troubles circulatoires au niveau du centre cortical de l'audition. Ces

---

(1) Berruyer. — Les accidents auriculaires chez les travailleurs des caissons (*Revue du Dr Castex*, 1906).

(2) Molinié. — Réflexes oculaires d'origine auditive (*loco citato*).

recherches ne nous ont donné aucun résultat précis, parce que trop tardives ; faites peu de temps après le traumatisme, elles ont pu, du fait de la tension du liquide céphalo-rachidien et de sa teneur en albumine, donner des renseignements sur l'intensité du traumatisme. La coexistence de la surdité et de la mutité ne peut-elle pas faire supposer que, dans quelques cas, les lésions sont cérébrales et non auriculaires ?

« Pourquoi ne pas admettre des lésions portant sur des centres nerveux (hémorragies), qui, si elles ne s'accompagnent d'aucune lésion extérieure, comme parfois celles portant sur les organes délicats de Corti, n'en constituent pas moins de véritables blessures internes ? » (Moure et Pietri) (1).

« Chez beaucoup de sourds, pense le Dr Liébault, et nous nous rangeons entièrement à son avis, il y a une sorte de stupéfaction de la faculté auditive, probablement même y a-t-il surtout absence de la faculté d'interprétation, interruption momentanée entre la réception du son et sa compréhension. Le malade a perdu le fil conducteur qui lui permet de comprendre et d'interpréter la sensation auditive. »

Symptomatologie. — Nous ne reviendrons pas, après tant d'autres, sur les épreuves nombreuses qui permettent de

---

(1) Moure et Pietri. — Loc. cit.

dépister l'exagération et la simulation (1).
Cependant nous tenons à signaler le procédé employé par R. Foy et qui consiste, au moyen d'un assourdisseur mis en action brusquement et à l'insu du malade, à surprendre le réflexe orbiculaire. Notre intention n'est pas non plus de faire le diagnostic différentiel entre la surdité psychique et la surdité organique.

La surdité labyrinthique traumatique est nettement caractérisée par : des bourdonnements, l'anacousie et des troubles labyrinthiques.

a) *Bourdonnements.* — Le bourdonnement étant purement subjectif, nous n'insisterons pas. Il est de timbre variable, d'une ténacité et d'une constance angoissantes pour le malade. Tous les sujets dignes de foi que nous avons interrogés à ce point de vue ont été affirmatifs.

b) *Anacousie.* — C'est par l'interprétation, variable suivant les auteurs, de la surdité, que s'explique la divergence d'opinions et les variations des statistiques. Toutes les épreuves classiques : montre, acoumètre, diapason, voix haute, voix basse, etc., sont sujettes à caution. Elles ne prennent une valeur véritable que si elles sont positives. Si, au contraire, elles sont négatives, il est de toute nécessité qu'elles soient confirmées par le signe de Lombard, le seul qui annihile la volonté du sujet. Que le malade soit assourdi par

---

(1) BERRUYER. L'oreille et les accidents du travail (*Revue du Dr Dorison*, 1906).

un jet d'eau dans la conque et le conduit, qu'on utilise l'assourdisseur lui-même, le malade qui n'élève pas le timbre dans la lecture à haute voix est un véritable sourd labyrinthique.

La recherche du réflexe oculo-palpébral est aussi de très grande utilité. Il est aboli chez le vrai sourd. Et pour le rechercher, l'assourdisseur de Lombard, suivant la technique du Dr Foy, est l'instrument de choix. Molinié emploie un acoumètre spécial composé d'un diapason heurté par un marteau mû par un ressort susceptible d'être amené à différents degrés de tension auxquels correspondent des intensités sonores de plus en plus grandes.

Il ne nous paraît pas sans intérêt de recourir aux épreuves électriques pour prononcer un jugement définitif sur l'état fonctionnel du labyrinthe. Si les épreuves électriques auditives ne nous donnent que des renseignements sujets à caution, puisqu'il faut ajouter foi aux paroles du sujet qui déclare entendre ou n'entendre pas la sensation auditive au passage du courant galvanique, le mouvement involontaire d'inclinaison de la tête vers le pôle positif indique nettement l'intégrité du labyrinthe. Elles doivent, par conséquent, corroborer les résultats fournis par les épreuves de Barany.

c) *Troubles de l'équilibre.* — Les troubles de l'équilibre ne s'observent guère que dans les premiers jours qui suivent le traumatisme. A la longue, ils s'amendent et disparaissent définitivement. Ils se caractérisent par des signes trop connus pour que nous jugions nécessaire de les rappeler : troubles de la marche, de la station debout, sur un seul pied, sur les deux; les yeux ouverts ou fermés, etc.

Certains auteurs insistent sur la persistance, chez les sourds traumatiques, du nystagmus spontané.

Expérimentalement, il est nécessaire, avant de porter le diagnostic définitif de surdité, d'interroger le labyrinthe statique, exceptionnellement indemne. Pour cela, le fauteuil tournant, les épreuves de Barany donnent des renseignements précis.

Récemment, le prof. Moure a décrit un nouveau procédé qui rend de grands services et ne nécessite aucun outillage : l'épreuve du bâton. Le malade debout, le buste courbé en avant, appuie les deux mains sur une canne et pose le front sur ses mains, les deux yeux fermés. Dans cette attitude, il exécute plusieurs tours autour du bâton qui repose sur le sol. Le labyrinthe interrogé est celui opposé au pied qui fait le premier pas. Après trois ou quatre tours, le malade redresse le torse, ouvre les yeux et marche. Si le labyrinthe interrogé est normal, le malade dévie très nettement du côté correspondant. Si, au contraire, le labyrinthe interrogé est détruit fonctionnellement, le malade n'aura aucune tendance à tomber de ce côté.

Evolution. — Il était intéressant, à notre avis, de savoir ce que deviennent ces sourds-labyrinthiques, c'est-à-dire de connaître l'opinion de chacun sur le pronostic.

« J'ai traité jusqu'ici 150 hypo-acousiques, m'écrit le Dr Gault, depuis les sourds légers jusqu'aux sourds totaux. Les sourds fonctionnels récents ont tous guéri. Les sourds anciens ont tous guéri ou se sont améliorés au point d'entendre la lecture à haute voix à 5 mètres. »

« Sur un total de 200 surdités de guerre (Dr Brindel), abstraction faite des ruptures tympaniques et de leurs conséquences, j'ai rendu au service armé 196 soldats ou officiers, 2 ont été versés dans l'auxiliaire et 2 sont encore en traitement. Aucun n'a été réformé. »

« 80 °/₀ de mes sourds, dit le Dr Cousteau, sans lésions objectives, ont guéri spontanément, surtout en tâchant d'influer sur leur moral. »

« Le pronostic de la surdité de guerre ne doit pas être trop sévère (Dr Philip), une grande partie de ces malades s'améliorant dans un temps plus ou moins long. »

Il résulte de nos recherches que bon nombre d'hypo-acousiques s'améliorent et guérissent. Des sujets en apparence complètement sourds huit jours, quinze jours après une commotion violente, récupèrent spontanément une audition complète ou presque complète. Cependant, lorsque la surdité persiste plus d'un ou deux mois, il est bien à craindre qu'elle ne reste définitive.

C'est donc chez les anacousiques absolus ou chez les sujets ayant conservé un vestige d'audition que se pose, dans toute son ampleur, la question de la rééducation de l'oreille, lorsque les traitements employés (repos, bromure et iodure, ponction lombaire) n'ont pas amélioré les signes subjectifs, lorsque, aussi, plusieurs examens ont révélé des lésions de l'oreille interne et qu'ils ont permis d'éliminer les sourds psychiques.

II. — RÉÉDUCATION.

Les deux procédés thérapeutiques mis en œuvre sont : la rééducation auditive et la lecture sur les lèvres. Nous envisagerons successivement ces deux méthodes, et, grâce aux résultats de notre enquête, nous pourrons établir ce qu'on est en droit d'attendre de chacune d'elles.

A. — Rééducation auditive.

La rééducation auditive est basée sur ce principe que les excitations sonores fortes, graduées, répétées ont une heureuse influence sur l'audition des sourds. C'est un fait d'expérience. L'anacousique, qui se soustrait au monde extérieur et se renferme dans le silence, voit son infirmité s'aggraver. Au contraire, celui qui, chaque jour, se fait faire la lecture à haute voix, met à profit son entourage pour vaincre la paresse de son ouïe, améliore sensiblement son état.

La rééducation par la parole, conseillée par Itard et par Gellé, consiste à prononcer d'abord à voix très haute de simples voyelles, puis des mots simples, et enfin des phrases, le malade détournant les yeux de façon à ne pas lire sur les lèvres. Progressivement on emploie la voix moyenne et la voix chuchotée.

La rééducation par les instruments est, au fond, basée sur le même principe. Elle évite la fatigue du rééducateur. Elle prétend remplir les mêmes conditions et lui être même supérieure, puisque, parfois, aux sons, elle ajoute le massage vibratoire du tympan.

Cette question de la rééducation de l'ouïe au moyen des appareils spéciaux avait déjà passionné les otologistes et préoccupé les Sociétés savantes. Malgré les résultats remarquables publiés par les inventeurs enthousiastes, beaucoup de spécialistes restaient sceptiques : les uns, parce qu'ils n'avaient jamais rencontré dans leur longue pratique de sourds guéris ou seulement très améliorés; les autres, et nous sommes du nombre, parce que l'expérience consciencieusement faite par eux-mêmes leur avait donné des résultats bien différents des quasi miracles publiés par les promoteurs de la méthode. Les sourds de guerre devenaient un vaste champ d'expérience ouvert à tous. Dans plusieurs services, la sirène ou le kinësiphone furent appliqués sur un grand nombre de sujets. Et nous devons reconnaître que si le même enthousiasme persiste chez les auteurs, les expérimentateurs désintéressés se montrent tout à fait désenchantés. Sans doute, quelques résultats sont appréciables, mais ils ne paraissent pas supérieurs à ceux obtenus par les moyens ordinaires. Et nous sommes encore à attendre la statistique officielle annonçant les guérisons sensationnelles.

Aussi ne croyons-nous pas nécessaire de décrire en détail les appareils mis en usage. Scientifiquement, c'est l'avis de tous ceux qui les ont étudiés, et particulièrement de M. Marichelle (1), dont la compétence en ces matières ne fait doute pour personne. Il est prouvé que la sirène ou le kinésiphone ne reproduit pas exactement la voix humaine. Le kinésiphone agit incontestablement comme masseur du tympan, mais les sons qu'il produit n'ont ni la hauteur, ni l'intensité, ni le timbre caractéristique de la voix. Pratiquement tous les otologistes, à qui nous avons soumis la question, nous ont répondu qu'ils avaient abandonné la méthode après essai, ou qu'ils n'avaient pas jugé bon d'y recourir.

Les principaux appareils mis en usage sont : les diapasons gradués (méthode de Rousselot et Natier), l'électrophone (Zünd-Burguet), le kinésiphone (Maurice), la sirène à voyelles (Marage).

Les *diapasons* sont gradués de façon musicale, suivant les intervalles de la gamme, et fournissent de 32 à 8192 vibrations simples. On les met en mouvement, et le malade apprend à les entendre. Rien

---

(1) Marichelle. — *Revue générale de l'enseignement des sourds-muets*, n° 3, 1911 ; 1916, n° 8.

de la voix humaine dans cette méthode. Si elle a pu donner de bons résultats chez des malades atteints d'un certain degré de sclérose de l'oreille interne ou de lésions de l'oreille moyenne, elle ne semble pas, d'après nos recherches, avoir été appliquée aux sourds de guerre. Du moins, nous ne connaissons pas de résultats publiés.

L'*électrophone* a fait beaucoup de bruit, et fait couler beaucoup d'encre depuis la première publication de l'auteur. C'est un appareil composé d'un électro-aimant mettant en vibration des lames métalliques sonores. Les sonorités sont réparties en trois registres, qui comprennent chacun l'étendue de deux octaves. La hauteur du son et son intensité sont réglées à volonté. Les sons arrivent aux oreilles du sujet par des récepteurs, et c'est la répétition de ces exercices acoustiques, dont on varie le timbre et l'intensité, qui réveille l'audition des sujets atteints de surdité.

Le *kinésiphone* du Dr Maurice, suivant les termes mêmes de son auteur, « est voisin du précédent. Il produit des vibrations sonores au moyen de minuscules diapasons monobranches, dont on fait varier la longueur ou la tension au moyen d'une manette. Ces diapasons, mis en marche électriquement au moyen d'un électro-aimant, produisent des interruptions de courant dans un circuit téléphonique ». L'appareil possède un clavier permettant de produire toutes les vibrations possibles de 80 à 3500 vibrations doubles à la seconde.

Mais, comme le fait très justement remarquer M. Marichelle (1), ce qui caractérise la voix humaine, c'est essentiellement le *timbre* des sons dont elle est formée, et aucun appareil ne pourra prétendre à remplacer la voix, si, sur telles ou telles notes données, il ne restitue des timbres équivalents. »

Le kinésiphone, par l'usage qu'il fait de récepteurs téléphoniques, détermine un massage de la membrane tympanique.

La *sirène à voyelles* de Marage, dont la description détaillée ne saurait trouver place dans ce travail, est un appareil permettant de reproduire les vibrations par groupes de 1, 2 ou 3, suivant que l'on désire obtenir *i* et *ou*, *e* et *o*, puis *a* Il se compose de sirènes dont les plateaux mobiles tournent à l'aide d'un moteur. Les entes triangulaires ou rectangulaires, que portent les plateaux, sont disposées par groupes de trois, de deux ou de une (2).

MM. Lannois et Chavanne (3), reprenant les 528 observations d'une statis-

---

(1) Marichelle. — Quelques méthodes de rééducation auditive (*Revue générale de l'enseignement des sourds muets*, janvier-février-mars 1916).

(2) Marichelle. — Phonation et audition (*Revue générale de l'enseignement des sourds-muets*, juillet-sept. 1911, avril 1916).

(3) La surdité de guerre bilatérale totale Rééducation auditive ou lecture sur les lèvres (Soc. médico-chir. milit. de la 14e Région 22 août 1916).

tique publiée en 1913 par Zünd-Burguet (1) font remarquer qu'il s'agit dans 90,60 % des cas de lésions d'oreille moyenne et une seule fois de névrite traumatique acoustique. Ces cas ne peuvent donc pas se comparer à la surdité de guerre.

« Malgré les conclusions optimistes de son inventeur, écrivent-ils, le kinésiphone est un instrument pratiquement trop voisin de l'électrophone pour qu'on puisse espérer une action meilleure... L'appareil, utilisé au Val-de-Grâce, n'a pas fait, que nous sachions, disparaître la surdité de guerre de la région parisienne ». Et l'auteur annonçait dans ses publications : succès : 75 % ; succès médiocres : 20 % : échecs : 5 % !! Cette appréciation de MM. Lannois et Chavanne est absolument conforme à la nôtre. Et notre opinion repose à la fois sur une expérimentation de six mois faite avant la guerre et sur les renseignements que nous avons recueillis depuis auprès des spécialistes qui ont appliqué avec persévérance le kinésiphone au traitement de la surdité de guerre.

« Avec M. Marage, écrivent encore MM. Lannois et Chavanne, on est en plein mirage » M. Ranjard (2), en effet, annonçait en 1912 que, pour les surdités centrales consécutives à des lésions de l'appareil auditif nerveux, à des labyrin-

---

(1) Zund Burguet. — Principes d'anacousie, 1913

(2) Ranjard. — La surdité organique, 1912.

thites, des névrites, la proportion des succès était de 55 %. Mais les résultats controlés de l'emploi systématique de la sirène ont été tels que, à notre connaissance, que son usage a été complètement abandonné dans la région où elle fut assez longtemps utilisée.

« En résumé, disent MM. Lannois et Chavanne, la rééducation auditive est restée pour les surdités de guerre ce qu'elle était pour les surdités du temps de paix. A la guerre, comme alors, la principale utilité des exercices accoustiques consiste à faire revenir du domaine de l'inconscient le degré d'audition que tout sourd s'accoutume à y laisser ; comme alors, avant de parler de succès, il faut faire la part des améliorations spontanées concomitantes à la rééducation, mais indépendantes d'elles, de l'hystéro traumatisme, de la simulation, des erreurs de diagnostic.

« Nous avions vu jadis à Vienne la méthode d'Urbantschitsch pratiquement abandonnée par tous ; nous avions vu souvent aussi revenir sans amélioration de malheureux sourds incurables, qui étaient allé chercher la guérison auprès de ceux qui ont coutume de la promettre ; nous avions connu les résultats de tel de nos confrères, qui a abandonné la rééducation auditive par appareils après l'avoir consciencieusement pratiquée.

« Illogique quand il s'agit de lésions de l'oreille interne ou des voies auditives centrales, une telle méthode peut même devenir dangereuse pour certaines surdités ; le repos de l'organe est le premier article du traitement d'un commotionné céphalique : sorti du bruit de la mitraille, le labyrinthe n'a que faire du fracas des appareils vociphoniques ».

« Les procédés à bruit, dit le Dr Gault, constituent un milieu inhibitoire au premier chef et très contagieux. »

« Pendant un an, dit le Dr Cousteau, j'ai eu à mes côtés un confrère muni d'une sirène à voyelles de Marage. Les résultats ne me paraissant pas supérieurs à ceux fournis par l'expectative, j'ai renoncé à ce traitement. »

« Nous avons absolument banni sirène, appareils électro-vibreur, etc..., comme le plus souvent nuisibles » (Dr Foy).

« Les appareils à bruit ont été systématiquement mis de côté (Dr Philip) vu le peu de résultats obtenus dans les autres régions. »

« Depuis trente ans que je soigne des sourds, m'écrit un des maîtres les plus universellement estimés, il ne m'en est jamais revenu un chez lequel j'ai pu constater une amélioration pratique de l'audition par la rééducation. »

B. — Lecture sur les lèvres.

Unanimement, les spécialistes donnent la préférence à la rééducation par la voix nue et la lecture sur les lèvres.

Le Dr Lagarde, chargé de l'école de rééducation de la 5e Région, veut bien me donner les renseignements suivants :

118 malades hospitalisés dont 79 ont été

soumis à la rééducation auditive et à la lecture sur les lèvres ;

48 malades ont quitté la formation dont 19 ont repris le service armé, 9 ont été versés dans l'auxiliaire et 6 réformés n° 1.

En somme, un tiers de guérisons, un tiers encore en traitement, un tiers de résultats nuls.

M. Lagarde fait remarquer que la disproportion entre les résultats heureux dans la clientèle civile et la clientèle militaire tient en partie à la mentalité de cette dernière et au peu de temps dont disposent les rééducateurs.

Au contraire, la lecture sur les lèvres lui a donné des résultats excellents, mais elle nécessite, pour la généralité des sourds, de longs et pénibles efforts.

« Depuis deux mois, dit le Dr Cousteau, je fais faire de la rééducation à la voix nue; ce procédé est trop récent pour que je puisse donner des résultats. J'ai réservé jusqu'à présent la lecture sur les lèvres pour les sourds définitifs ou ceux dont l'audition est réduite à très peu de chose. »

Le Dr Foy a bien voulu nous adresser la statistique suivante :

```
Lecture sur les lèvres 83 :
      En cours de traitement.....  41
       Sortis.. ......   42
      Lisant très bien..........   10
      Lisant presque couramment  28
      Sans résultat.............    4
Rééducation auditive 75 :
      En cours de traitement.  18
      Sortis...............   57
```

Sans résultat, ont été mis à la lecture sur
les lèvres......................... 25
Améliorés (service auxiliaire).......... 15
Guéris (service armé).............. 17

« Je tiens à préciser, ajoute le Dʳ Foy,
que je n'en conclus pas encore, pour mon
compte personnel, à d'aussi brillants résultats de la rééducation proprement dite.
Un bon tiers de ces guéris ou améliorés
peuvent être classés comme atteints de
surdité partielle psychopathique. Et chez
les autres, il y a une part peut-être à faire
à une amélioration spontanée de l'état
général, peut-être aussi à une exagération
que les séances quotidiennes de rééducation finissent par guérir ».

Dʳ Liébault. — *a*) Rééducation auditive
à la voix nue, sans appareils.

49 malades traités.
6 sans résultats.
31 ont été améliorés au point de pouvoir
suivre une conversation à voix haute normale
de 0 m. 50 à 1 mètre.

b) Lecture sur les lèvres (complément
de la rééducation).

52 malades traités dont 7 encore en traitement;
21 résultats parfaits;
9   —   très bons;
3   —   assez bons.

Procédés : 1° Lecture sur les lèvres de
face, à voix haute et voix basse alternati-

vement, d'abord lentement, puis avec rapidité progressive ;

2° Lecture sur les lèvres de *profil* ;

3° Lecture sur les lèvres de face et de profil.

« Nous avons soumis nos sourds (Dr Chabert) à l'enseignement de la lecture sur les lèvres qui nous a donné des renseignements intéressants sur l'excellence de la méthode.

« 37 sujets nous ont quittés parfaitement rééduqués ; 20, à l'heure actuelle suivent les leçons.

24 de nos sourds de guerre (total de 81) ayant une surdité unilatérale totale ont été versés dans l'auxiliaire.

« Les 37 qui ont appris la lecture sur les lèvres ont été réformés.

« Nous croyons que c'est du côté de l'enseignement de la lecture sur les lèvres que doivent être dirigés les efforts, et que cette méthode est celle qui donne le plus de satisfaction. »

« La rééducation des demi-sourds se fait au moyen du cornet acoustique et de la voix nue (Dr Philipp). Les sourds complets ont tous suivi le cours de rééducation par lecture sur les lèvres.

1° Sourds complets..... 16
  Surdi-mutité (guérison complète)..... 1
  Surdité (amélioration légère)........ 2
  —   (résultats nuls quant à l'ouïe). 7
  —   (en cours de traitement)...... 6

2° Demi-sourds...................... 19

    4 guérisons,
    7 améliorations importantes,
    4 améliorations légères,
    3 résultats nuls,
    1 en cours de traitement.

Situation militaire sur 38 malades :

  13 récupérés service armé.
  5 versés service auxiliaire.
  8 réformés.
  2 évacués au centre de neurologie.

MM. Lannois et Chavanne ont organisé, dès février 1915, à Villeurbanne, une Ecole de sourds de guerre où sont traités les sourds des 14e, 15e et 19° Régions. Trois sections comprennent chacune dix élèves, groupés d'après leur instruction spéciale. Les professeurs choisis parmi les instituteurs du service auxiliaire s'associent aux jeux et travaux de leurs camarades sourds, dans l'intervalle des heures de classe, et cette vie en commun est, disent-ils, un facteur important de progrès. La durée des classes est de quatre heures.

50 malades ont été traités, dont 27 étaient absolument sourds; les autres conservant des vestiges d'audition.

  11 résultats assez bons.
  2   —   médiocres.
  1   —   nul.
Les autres résultats furent bons.

Enfin, pour terminer, nous citerons quelques réflexions du Rapport officiel fait par le Dr Lubet-Barbon sur le centre de rééducation pour les mutilés de l'ouïe, institué à l'Institution Nationale des sourds-muets.

Les mutilés de l'ouïe peuvent être divisés en deux classes :

a) Ceux chez lesquels aucun vestige d'audition n'existant plus, il a fallu se borner à faire la rééducation orale.

« Les résultats obtenus ont été en tous points remarquables. En trois mois, ces déshérités, qui menaçaient de rester, du fait de leur surdité, bien plus isolés dans la vie qu'un aveugle lui-même, ont pu, par la suppléance que la vision apporte à l'audition, reprendre contact avec leurs semblables sans aucune peine pour ceux-ci. »

b) Ceux chez lesquels un vestige d'audition existant encore, a permis de joindre la rééducation auditive à l'aide de la voix nue, à la rééducation orale.

« Tous les exercices pour ces malades ont été faits à la voix nue et non avec des appareils (sirènes, etc.), qui ne donnent pas de résultat parce que le but de l'éducation est d'entendre la voix nue, à quoi rien ne ressemble, et que la rééducation a surtout pour but d'améliorer, non pas l'audition *brute*, mais l'audition *différenciée*. Les résultats obtenus pour la rééducation auriculaire ne sont pas de beaucoup aussi marqués que pour la rééducation orale. »

Et l'auteur du rapport conclut en donnant la préférence à la méthode de rééducation orale.

« Mon impression générale, nous écrit le prof. Mouret est que l'Ecole des sourds rend de très grands services aux commotionnés, pendant une durée de temps que l'on peut, en moyenne, fixer à 3 ou 4 mois. Pendant ce temps, le sourd est au repos, son organe auditif est à l'abri des bruits qui pourraient le fatiguer; à la suite de ce repos, l'organe de l'audition revient peu à peu. » Le sourd qui fait de rapides progrès est celui qui a récupéré partiellement son audition et qui sait mieux se servir de ses yeux.

A ce moment, le sourd, se rendant compte qu'il peut être récupéré, se fixe dans sa surdité, qu'il exagère sciemment.

L'auteur émet l'idée suivante: « Les sourds rééduqués que l'on soupçonne d'exagération et qui n'ont pas d'autre lésion susceptible d'attirer l'attention médicale, devraient être renvoyés dans leur régiment. Les verser dans les formations habituelles, c'est s'exposer à les voir renvoyés à l'arrière par leurs chefs qui les considéreront vite comme des impédimenta dont il convient de se débarrasser au plus tôt. Il faudrait donc les grouper en sections spéciales : sections de sourds, qui pourraient être utilisées au voisinage du front, soit à l'entretien des routes, soit au transport du matériel. Bientôt, sans doute, perdant tout espoir de retour à l'arrière et surtout tout espoir d'obtenir une pension de retraite, la plupart d'entre eux ne se contraindraient plus à ne pas vouloir entendre, et la section des sourds ne serait probablement qu'une section d'hommes un peu durs d'oreilles ».

III. — CONCLUSIONS.

1° La surdité labyrinthique est rare.

2° Le repos suffit à guérir un certain nombre de commotionnés labyrinthiques.

3° Les appareils à bruit n'ont nullement donné les résultats impressionnants qu'on était en droit d'attendre d'après les statistiques retentissantes publiées avant la guerre.

4° Chez les presque sourds, on peut allier la rééducation auditive, la lecture sur les lèvres, les excitants sonores, la voix nue.

5° Chez les anacousiques absolus, le seul traitement rationnel est la lecture sur les lèvres.

6° Malgré le petit nombre de résultats bons au point de vue militaire, il est indispensable, avant de proposer un sourd pour la réforme, de lui avoir fait subir ce traitement pendant un temps suffisamment prolongé.

— Imp. R. TANCRÈDE, 15, rue de Verneuil.

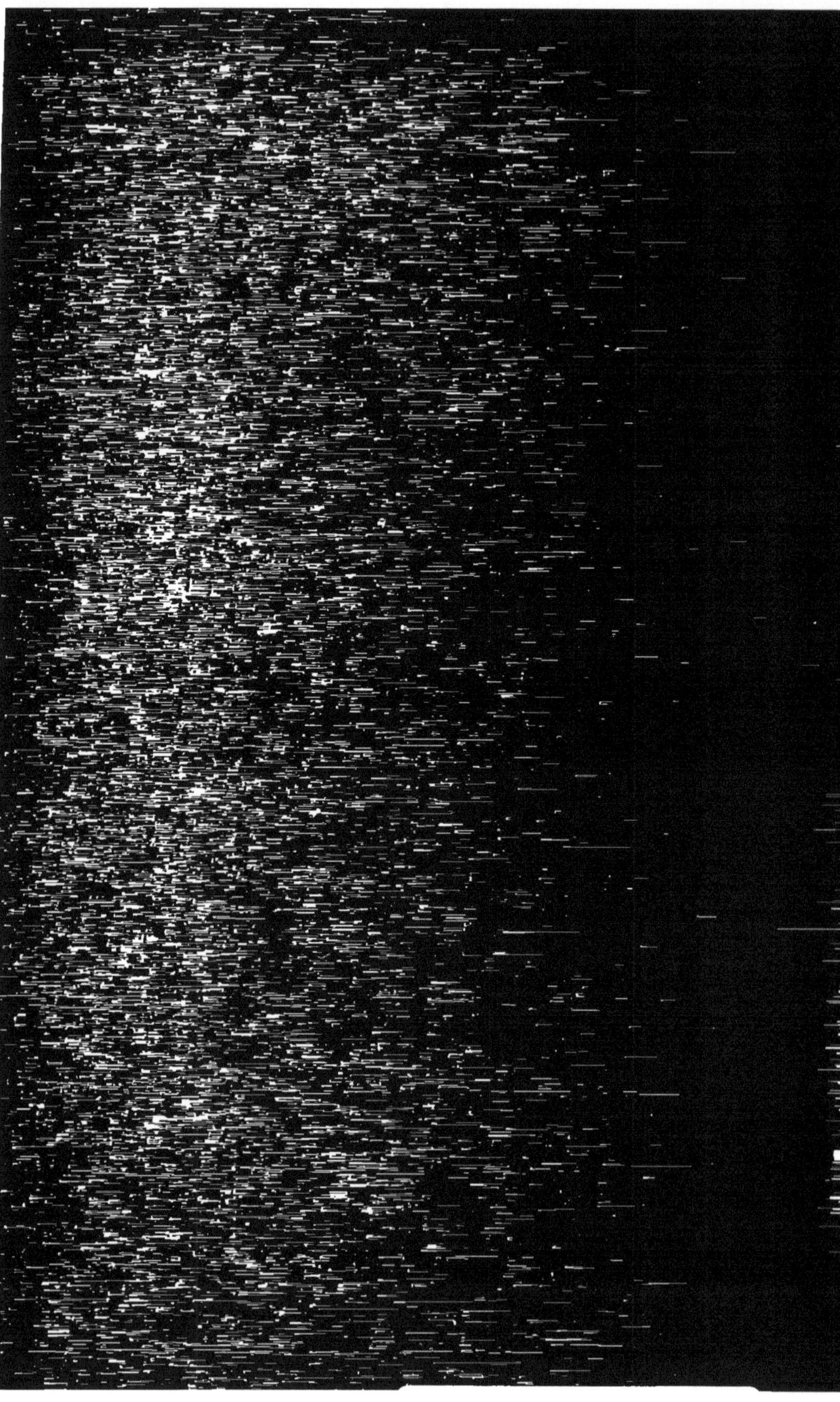

www.ingramcontent.com/pod-product-compliance
Ingram Content Group UK Ltd.
Pitfield, Milton Keynes, MK11 3LW, UK
UKHW022350120726
13694UKWH00004B/1790